BEI GRIN MACHT SICH IHR WISSEN BEZAHLT

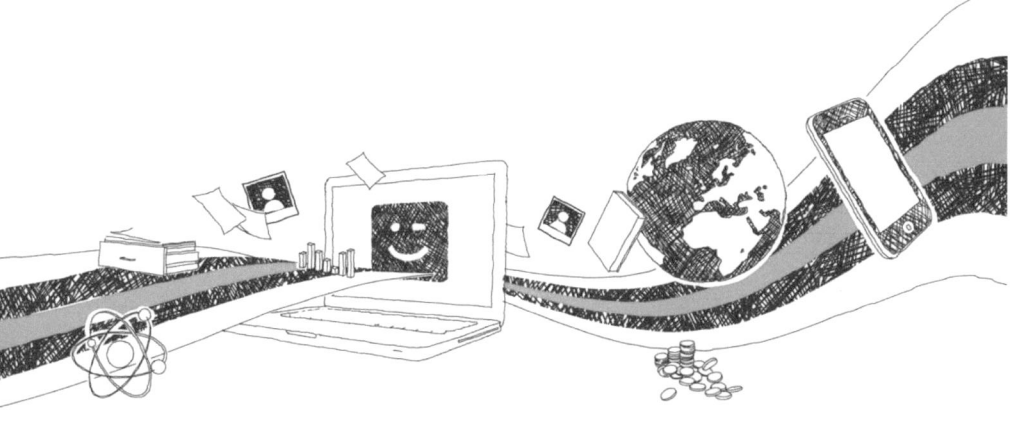

- Wir veröffentlichen Ihre Hausarbeit, Bachelor- und Masterarbeit

- Ihr eigenes eBook und Buch - weltweit in allen wichtigen Shops

- Verdienen Sie an jedem Verkauf

Jetzt bei www.GRIN.com hochladen und kostenlos publizieren

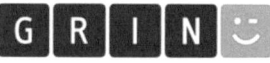

Bibliografische Information der Deutschen Nationalbibliothek:

Die Deutsche Bibliothek verzeichnet diese Publikation in der Deutschen Nationalbibliografie; detaillierte bibliografische Daten sind im Internet über http://dnb.d-nb.de/ abrufbar.

Dieses Werk sowie alle darin enthaltenen einzelnen Beiträge und Abbildungen sind urheberrechtlich geschützt. Jede Verwertung, die nicht ausdrücklich vom Urheberrechtsschutz zugelassen ist, bedarf der vorherigen Zustimmung des Verlages. Das gilt insbesondere für Vervielfältigungen, Bearbeitungen, Übersetzungen, Mikroverfilmungen, Auswertungen durch Datenbanken und für die Einspeicherung und Verarbeitung in elektronische Systeme. Alle Rechte, auch die des auszugsweisen Nachdrucks, der fotomechanischen Wiedergabe (einschließlich Mikrokopie) sowie der Auswertung durch Datenbanken oder ähnliche Einrichtungen, vorbehalten.

Impressum:

Copyright © 2017 GRIN Verlag
Druck und Bindung: Books on Demand GmbH, Norderstedt Germany
ISBN: 9783668660267

Dieses Buch bei GRIN:

https://www.grin.com/document/416213

Hannah Rauth

Betriebliche Gesundheitsförderung (BGF). Aktuelle Schwierigkeiten und Herausforderungen

GRIN Verlag

GRIN - Your knowledge has value

Der GRIN Verlag publiziert seit 1998 wissenschaftliche Arbeiten von Studenten, Hochschullehrern und anderen Akademikern als eBook und gedrucktes Buch. Die Verlagswebsite www.grin.com ist die ideale Plattform zur Veröffentlichung von Hausarbeiten, Abschlussarbeiten, wissenschaftlichen Aufsätzen, Dissertationen und Fachbüchern.

Besuchen Sie uns im Internet:

http://www.grin.com/

http://www.facebook.com/grincom

http://www.twitter.com/grin_com

Fachbereich Pflege und Gesundheit

Betriebliche Gesundheitsförderung

Hausarbeit im Modul 3:

Wissenschaftliches Arbeiten und Denken

Vorgelegt von:

H. R.

Im Studiengang:

Gesundheitsökonomie und -politik

Fulda, 15.03.2017

Inhaltsverzeichnis

Inhaltsverzeichnis 2

1 Begründung zur Auswahl der Thematik 3

2 Beschreibung des Rechercheprozesses 5

3 Einleitung in die Thematik 6

   3.1 Gesundheitsförderung 6

   3.2 Betriebliche Gesundheitsförderung 6

   3.3 Betriebliches Gesundheitsmanagement 7

4 Annotationen 8

   4.1 RKI: „Wie steht es um Prävention und Gesundheitsförderung?" 8

   4.2 „The Luxembourg Declaration on Workplace Health Promotion" 10

   4.3 WSI-Report: Arbeit und Gesundheit im betrieblichen Kontext 12

   4.4 Zusammenfassung 14

Literaturverzeichnis 15

1 Begründung zur Auswahl der Thematik

Abgeleitet von der Frage, was Gesundheitswissenschaftler unter Gesundheitsförderung verstehen, wird sich im Folgendem mit dem Thema „betriebliche Gesundheitsförderung" (BGF) auseinandergesetzt, da sich die Autorin beruflich mit der Konzeptentwicklung zur Gesundheitsförderung in Unternehmen befasst und deren Umsetzung strategisch und operativ begleitet. Dabei stellt sich die Frage, wie sich Gesundheitsförderung gleichermaßen als Element strategischer Unternehmensführung und als nachhaltiges Sog-Konzept etablieren lässt und die Wirksamkeit der Interventionen in der Praxis messbar überprüft werden können.

Die Gesundheit am Arbeitsplatz gewinnt zunehmend an Bedeutung, denn durch den demographischen Wandel und die Globalisierung müssen die Erwerbstätigen mehr Lebensjahre lang fit bleiben und sind diversen psychischen und körperlichen Belastungen ausgesetzt. Die betriebliche Gesundheitsförderung muss heute nicht nur den sogenannten Berufskrankheiten entgegenwirken sondern in zunehmendem Maße auch den Zivilisationskrankheiten, die durch den persönlichen Lebensstil entstehen, durch zu wenig Bewegung und sitzende Tätigkeiten am Arbeitsplatz. Das Setting der Arbeitswelt eignet sich daher für gesundheitsförderliche Maßnahmen besonders gut, denn aktuell sind fast 44 Millionen der Deutschen erwerbstätig (Destatis 2017) und können somit theoretisch täglich durch gesundheitsförderlichen Maßnahmen erreicht werden.

Der Trend der Gesundheitsförderung ist auch gesellschaftspolitisch notwendig und unverkennbar, selbst die gesetzlichen Krankenkassen sind jüngst im § 20 SGB V dazu verpflichtet, Gelder für Gesundheitsförderung in die Hand zu nehmen und den salutogenetischen Ansatz ebenso wichtig zu behandeln wie den pathogenetischen, der lange Zeit alleine im Fokus stand (BMG 2016: 15).

Die Arbeitgeber haben ein immanentes und ökonomisches Interesse an der Leistungsfähigkeit ihrer Mitarbeiter und damit ein Interesse an der konsequenten Umsetzung der Maßnahmen. Gesundheitsökonomisch können durch Gesundheitsförderung im Betrieb, selbst wenn diese nicht gefördert werden kann und eigene Investitionen notwendig sind, zum einen enorme Kosten eingespart und Produktivitätssteigerungen erzielt werden, und zum anderen dazu gesellschaftspolitisch beitragen, die Gesundheitssysteme zu entlasten. Es stellt sich somit die wesentliche Frage, wie die Präventionsmaßnahmen am besten und nachhaltigsten umgesetzt werden können.

Dem Arbeitnehmer ist durch Maßnahmen der betrieblichen Gesundheitsförderung ein ideales Umfeld zu schaffen, das ihm ermöglicht, besonders leicht Leistungen und Services in Anspruch zu nehmen, die idealerweise sogar bis in das eigene familiäre Umfeld wirken können.

Betriebliche Gesundheitsförderung ist der wesentliche Pfeiler, viele Menschen zu erreichen, um gesundheitlichen Ungleichheiten entgegenzuwirken und um die Gesundheitschancen der gesamten Bevölkerung zu steigern (Saß et al 2015: 241).

Die Autorin möchte mit dieser Arbeit offenlegen, inwieweit die betriebliche Gesundheitsförderung in der Praxis angekommen ist, mit welchen Schwierigkeiten sowie Herausforderungen aktuell umgegangen werden muss und welche Schlüsse und Fragen für die Zukunft daraus entstehen.

2 Beschreibung des Rechercheprozesses

Zunächst wurde großflächig im Internet nach „Gesundheitsförderung", „Betrieblicher Gesundheitsförderung" und „Betrieblichem Gesundheitsmanagement" gesucht, um sich Klarheit über die Begriffe zu verschaffen und differenzieren zu können, was genau diese Begriffe ausmacht und unterscheidet. Weitere Online-Recherchen führten dann auf spezifischere Webseiten, wie auf die der WHO (World Health Organization), die des Bundesministeriums für Gesundheit (BMG) und die des Robert-Koch-Instituts (RKI).

Des Weiteren wurde recherchiert, welche Lektüren die Landesbibliothek der Hochschule Fulda zu dem Thema betriebliche Gesundheitsförderung, -management oder -politik zu bieten hat. Mehrere Bücher wie beispielsweise von Naidoo und Wills das „Lehrbuch der Gesundheitsförderung" herausgegeben von der BZgA (Bundeszentrale für gesundheitliche Aufklärung), sowie von Badura et al „Betriebliche Gesundheitspolitik" verwiesen in den Literaturverzeichnissen auf Hauptquellen für diese annotierte Bibliographie.

Neben den drei nachfolgend gelisteten Hauptquellen für die Annotationen wurden noch weitere Quellen herangezogen, um breite Betrachtung auf das Thema zu ermöglichen und die eigene Beurteilung der Positionen der Autoren abzusichern.

- Die vom RKI veröffentlichte Arbeit „Wie steht es um Prävention und Gesundheitsförderung?" aus dem Jahr 2015 widmete sich in einem Abschnitt speziell der betrieblichen Gesundheitsförderung und ermöglichte durch Grafiken und Tabellen einen detaillierten Einstieg in das Thema.
- Die zweite einschlägige Quelle bot das ENWHP (European Network for Workplace Health Promotion), welches im Jahr 2007 „The Luxembourg Declaration on Workplace Health Promotion in the European Union" publizierte, eine Deklaration, die anspricht, welche Herausforderungen im Laufe des 21. Jahrhunderts in der Arbeitswelt entstehen werden und wie wichtig es ist, in betriebliche Gesundheitsförderung zu investieren, um sowohl die Angestellten als auch das Unternehmen gesund zu erhalten.
- Das WSI (Wirtschafts- und Sozialwissenschaftliche Institut) der Hans-Böckler-Stiftung, das seit 1997 Daten zur betrieblichen Mitbestimmung erhebt, hat 2016 einen Report unter dem Namen „Arbeit und Gesundheit im betrieblichen Kontext" von Dr. Elke Ahlers veröffentlicht. Hierin wurden die wichtigsten Fragen zu Gesundheit und Arbeit im Betrieb dokumentiert und beantwortet, die sich aus einer Betriebsräteumfrage 2015 ergeben haben.

3 Einleitung in die Thematik

3.1 Gesundheitsförderung

Die Weltgesundheitsorganisation (WHO) gab dem Begriff „Gesundheitsförderung" in der Ottawa-Charta im Jahr 1986 erstmals ein Gesicht und definierte das Konzept wie folgt. Hauptziel ist es demnach, den Menschen mehr Bewusstsein über ihre Gesundheit zu verleihen und sie zu ermutigen mit dieser selbstbestimmend umzugehen und sie zu stärken, sodass Gesundheitsrisiken sensibler wahrgenommen werden (WHO 1986: Ottawa-Charta).

Das Robert Koch-Institut definiert Gesundheitsförderung im Allgemeinen ähnlich wie die WHO: Gesundheitsförderung soll persönliche, soziale und materielle Ressourcen, die der Gesunderhaltung beitragen, stärken. Das Individuum soll Fähigkeiten erlangen, durch selbstbestimmtes Verhalten, seine persönlichen Gesundheitschancen zu erhöhen, dies nennt man auch Empowerment. Zusätzlich soll Verhältnisprävention stattfinden, d.h. gesellschaftliche Rahmenbedingungen, sowohl im sozialen als auch im wirtschaftlichen Bereich, sollen gesundheitsförderlich gestaltet werden und zu nachhaltigen Verhaltensoptimierungen führen. Konkret bedeutet dies, dass Lebenswelten, in denen ein Großteil der Zeit von den Menschen verbracht wird, sogenannte Settings, beispielsweise Arbeitsplatz, Kindergarten, Schule, Hochschule oder Wohnort, gesundheitsförderlich sein sollen. Die Partizipation ist ein wichtiger Aspekt, denn es sollen auch diejenigen eingebunden werden, die sich bisher nicht eigeninitiativ für ihre Gesundheit interessiert haben (Saß et al 2015: 241).

Im Gegenzug zur Prävention, bei der die Krankheit im Fokus steht, stellt man sich bei der Gesundheitsförderung die Frage, was zu dem Gesundsein beiträgt. Der Begriff „Gesundheitsförderung" bezeichnet Strategien und Methoden in verschiedenen Bereichen, durch die Ressourcen und Potentiale der Gesundheit gefördert werden sollen (Gottfried et al 2014: 5).

3.2 Betriebliche Gesundheitsförderung

Nach der Luxemburger Deklaration ist die Arbeitswelt im 21. Jahrhundert zunehmend mit Herausforderungen konfrontiert. Probleme entstehen durch die Globalisierung und durch Arbeitslosigkeit, die wiederum von der fortschreitenden Entwicklung der Technik verursacht werden. Der zukünftige Erfolg eines Unternehmens hängt von gut qualifizierten, motivierten und gesunden Angestellten ab. Der betrieblichen Gesundheitsförderung kommt hierbei eine bedeutende Rolle zu, denn sie soll den Beschäftigten eine Grundlage bieten, damit diese den Herausforderungen entgegentreten können und sie zu bewältigen wissen (ENWHP 2007: 2).

Laut der WSI Betriebsrätebefragung wird betriebliche Gesundheitsförderung immer notwendiger, da Mitarbeiter häufiger neuen Leistungsanforderungen gerecht werden müssen, oftmals unter Zeitdruck stehen und mentalen Belastungen ausgesetzt sind. Zusätzlich herrscht in vielen Unternehmen Personalmangel, sodass der Angestellte das Gefühl hat, in weniger Zeit mehr leisten zu müssen. Außerdem müssen die Arbeitnehmer durch den demographischen Wandel künftig noch bis zum Rentenalter gesund und leistungsfähig sein (Ahlers 2016: 2f).

Ziel der betrieblichen Gesundheitsförderung ist es, dass krankheitsbedingte Kosten durch weniger Arbeitsunfähigkeitstage gesenkt werden. Forschungsergebnisse aus dem iga.Report 13 zeigen, dass Krankheitskosten nach gesundheitsförderlichen Maßnahmen im Durchschnitt um gut ein Viertel zurückgehen, ebenso die Fehlzeiten, die durch Krankheit verursacht werden (Pieper et al 2015: 64).

3.3 Betriebliches Gesundheitsmanagement

Wenn Gesundheit auch als betriebliches Managementziel betrachtet wird, spricht man von betrieblichem Gesundheitsmanagement. Im Fokus stehen hier ebenfalls die Verbesserungen der Arbeitsbedingungen und die Gesundheitsvorsorge der Beschäftigten in Zusammenarbeit mit Managern und Personalräten. Zudem hat sich das betriebliche Eingliederungsmanagement (BEM), das die Zeiten der Arbeitsunfähigkeit vermindern soll, etabliert (RKI 2017).

4 Annotationen

In folgender Zusammenfassung werden drei wissenschaftlich fundierte Artikel zu betrieblicher Gesundheitsförderung annotiert, die sich gut zur Darstellung der Herausforderungen bei der Umsetzung der betrieblichen Gesundheitsförderung eignen und deutlich zeigen in welchen Bereichen es noch Verbesserungspotential gibt.

Unbestritten ist, dass jedes Unternehmen ein großes Interesse an gesunden und leistungsfähigen Mitarbeitern hat und dafür sorgen möchte, Arbeitsunfähigkeitstage, Produktivitätsverluste, nachlassendes Engagement und die damit verbundenen Kosten so gering wie möglich zu halten. Den Unternehmen und Betrieben fällt somit eine zentrale Rolle zu, um theoretisch einen Großteil der Bevölkerung mit den Maßnahmen der Gesundheitsförderung zu erreichen.

4.1 RKI: „Wie steht es um Prävention und Gesundheitsförderung?

Die Veröffentlichung des RKI beschreibt die Arbeitswelt als zentralen Ort mit guten Organisationsstrukturen, die zur effektiven und ökonomischen Umsetzung von Maßnahmen der betrieblichen Gesundheitsförderung genutzt werden kann, um somit einen großen Teil der Bevölkerung zu erreichen. Die betriebliche Gesundheitsförderung wird als Ergänzung zum Arbeits- und Gesundheitsschutz eingestuft und hinsichtlich des demographischen Wandels mit einer älter werdenden und schrumpfenden Erwerbsbevölkerung als wichtig eingestuft.

Es wird beschrieben, wie verschiedene, aufeinander aufbauende organisatorische Elemente wie Sensibilisierung, Zieldefinition und Aufbau eines Steuergremiums, im dem alle Stakeholder involviert sein sollten, zur Etablierung einer betrieblichen Gesundheitsförderung führen. Darauf folgt die Analyse und Bewertung der Ist-Situation sowie die Ableitung systematischer Maßnahmen, die sowohl Verhaltens- als auch Verhältnisprävention kombinieren. Empfohlen wird, die Aktivitäten und Maßnahmen zu evaluieren.

Im Bericht wird die Verantwortung für die betriebliche Gesundheitsförderung klar dem Arbeitgeber zugeordnet. Sie ist allerdings im Gegensatz zum Arbeits- und Gesundheitsschutz eine freiwillige Leistung, an der sich zum Teil außerbetriebliche Beteiligte wie Sozialversicherungsträger (Krankenkassen oder gesetzliche Unfallversicherungen) beteiligen. Nach dem Leitfaden Prävention der gesetzlichen Krankenkassen können Unternehmen finanzielle Mittel für ihre Maßnahmen erhalten (RKI 2015: 276).

Die Gesundheit der Mitarbeiter zu fördern ist das zentrale Anliegen: Eine leistungsbereite, gesunde und engagierte Belegschaft verbessert auch die Wettbewerbsfähigkeit des Unternehmens. Insbesondere die Gesunderhaltung älterer Mitarbeiter soll die Beschäftigungsfähigkeit lange erhalten (RKI 2015: 277).

Inwieweit sich die betriebliche Gesundheitsförderung entwickelt hat, wurde durch eine Befragung von 6.500 Arbeitgebern im Rahmen der Evaluierung der Gemeinsamen Deutschen Arbeitsschutzstrategie (GDA) geklärt. Die Evaluierung kommt zum Ergebnis, dass nur ein kleiner Teil der Unternehmen Maßnahmen zur Gesundheitsförderung anbietet. Dabei ist zu erkennen, dass Großbetriebe mit mehr als 250 und mehr Beschäftigten deutlich mehr Maßnahmen anbieten (RKI 2015: 277f).

Die Teilnahme der Arbeitnehmerinnen und Arbeitnehmer an diagnostischen Instrumenten des Gesundheits- und Arbeitsschutzes war deutlich höher als die Teilnahme an Gesundheitszirkeln oder Betriebssport-Angeboten, belegt eine bundesweit repräsentative Arbeitnehmerbefragung aus dem Jahr 2008.

Nach dem Präventionsbericht der gesetzlichen Krankenkassen wurden 2013 rund 1,1 Millionen Personen direkt von Maßnahmen der betrieblichen Gesundheitsförderung nach § 20 SGB V erreicht. Das sind zwar doppelt so viele wie 2005, jedoch aber nur etwa 3% der sozialversicherungspflichtigen Beschäftigten. Darin nicht enthalten sind die Maßnahmen, die von den gesetzlichen Krankenkassen nicht unterstützt werden und von Unternehmen und Mitarbeitern selbst zu finanzieren oder dem Gesundheits- und Arbeitsschutz zuzuordnen sind.

In Großbetrieben und Betrieben mit Arbeitnehmervertretern ist die betriebliche Gesundheitsförderung am ehesten entwickelt. In der Branchenbetrachtung wird betriebliche Gesundheitsförderung am häufigsten in der Industrie und dem öffentlich-sozialen Sektor angeboten, deutlich vor allen anderen Branchen (RKI 2015: 279).

Die Qualität der Maßnahmen kann aus deren Laufzeit abgeleitet werden. Je länger diese dauern, umso wahrscheinlicher ist, dass ein nachhaltiger Effekt entsteht. Dennoch besteht Handlungsbedarf, denn die Mehrzahl der Maßnahmen sind zeitlich befristete Einzelmaßnahmen der Verhaltensprävention, ohne dass beispielsweise ein Trend hin zur Gesundheit entstanden ist. Nachhaltigkeit ist dabei die größte Herausforderung – nur die Hälfte aller Betriebe führt ihre gesundheitsfördernden Maßnahmen nach zwei Jahren noch fort.

Die betriebliche Gesundheitsförderung verbreitet sich in Deutschland, trotz erster Nachweise des Nutzens bzw. der Wirksamkeit, nur sehr langsam. Es besteht ein qualitatives und quantitatives Entwicklungspotenzial. Außerdem benötigen die Betriebe gute Informationen über betriebliche Gesundheitsförderung, über erfolgreiche Praxisbeispiele sowie über das positive Kosten-Nutzen-Verhältnis der Investitionen (RKI 2015: 280).

Saß et al. beschreiben einerseits wie über die betriebliche Gesundheitsförderung grundsätzlich viele Menschen zentral über die Unternehmen erreicht werden können, andererseits scheinen die angebotenen Maßnahmen der gesetzlichen Krankenkassen nicht ausreichend attraktiv, um deren Verbreitung zu beschleunigen und die Arbeitgeber mit Kosten-Nutzen-Argumenten zu motivieren. Auch bei der Nachhaltigkeit, die sich aus den Laufzeiten der Maßnahme ableiten lässt, besteht erhebliches Verbesserungspotenzial.

Die zentrale Frage ist, ob es mit selbst entwickelten und eigen finanzierten Maßnahmen möglich wäre, die Attraktivität der betrieblichen Gesundheitsförderung für den Arbeitgeber zu steigern und die Menschen für ihre eigene Gesundheit und Leistungsfähigkeit zu begeistern. Die unveränderte Fortführung der bisherigen betrieblichen Gesundheitsförderung wird nur zu einer geringen Optimierung bei der Gesunderhaltung der Mitarbeiter führen und muss möglicherweise dahingehend verändert werden, dass mit künstlichen Nachfrage-Engpässen Lust auf eigenverantwortliches Gesundheitshandeln geweckt wird.

4.2 „The Luxembourg Declaration on Workplace Health Promotion"

Laut der Luxemburger Deklaration über betriebliche Gesundheitsförderung in der EU, umfasst betriebliche Gesundheitsförderung alle Maßnahmen, die zur Verbesserung des Wohlbefindens und der Gesundheit am Arbeitsplatz veranlasst werden, sei es durch Arbeitgeber, Arbeitnehmer oder auch durch die Gesellschaft. Dies soll durch die Förderung der Partizipation der Mitarbeiter und der damit verbundenen Stärkung individueller Kompetenzen erfolgen, sowie der Verbesserung des Arbeitsumfeldes und der Arbeitsorganisation.

Der Arbeitsplatz rückt als „public health setting" (ENWHP 2007: 1) immer mehr ins Zentrum des gesundheitlichen Geschehens. Der zukünftige Erfolg eines Unternehmens wird von gut qualifizierten, motivierten und gesunden Angestellten abhängig sein. Der betrieblichen Gesundheitsförderung kommt hierbei eine bedeutende Rolle zu, denn sie soll den Beschäftigten eine Grundlage bieten, damit diese den Herausforderungen entgegentreten können und sie zu bewältigen wissen.

Das European Network for Workplace Health Promotion dient als Plattform, um Erfahrungen und Wissen bezüglich betrieblicher Gesundheitsförderung auszutauschen und erfolgreiche Beispiele zu zeigen. Über diesen Weg will das ENWHP den Mitgliedsstaaten der EU darlegen, dass betriebliche Gesundheitsförderung wichtig ist und Priorität in der Agenda haben sollte und es will ermutigen, gesundheitsförderliche Maßnahmen auch tatsächlich umzusetzen (ENWHP 2007: 1).

Die Arbeitswelt durchläuft im 21. Jahrhundert einen massiven Wandel, der anhalten wird. Herausforderungen werden die Globalisierung, die Arbeitslosigkeit, der Anstieg der Nutzung technischer Hilfsmittel, das steigende Alter der Angestellten sowie die ansteigende Bedeutung des Service-Sektors sein. Das Europäische Netzwerk hat einen Rückgang der Krankheitskosten und steigende Produktivität der Arbeiter nach der Einführung gesundheitsförderlicher Maßnahmen im Betrieb feststellen können. Die erhöhte Produktivität ist Folge der vorhandenen Motivation sowie den verbesserten Arbeitsverhältnissen (ENWHP 2007: 2).

Einerseits ist die Arbeitsstelle für die Beschäftigten eine Quelle der gesundheitlichen Ressourcen, durch die Selbstbestätigung und soziale Unterstützung erfahren wird, andererseits bergen berufliche Tätigkeiten gesundheitliche Belastungen, beispielsweise durch Stress oder körperlich anstrengende Arbeiten.

Betriebliche Gesundheitsförderung kann das Ziel nur erreichen, wenn nachstehenden Richtlinien Beachtung geschenkt wird. Erstens müssen alle im Unternehmen Beschäftigten mit eingebunden sein und Gesundheitsförderung muss bei allen Entscheidungen berücksichtigt werden, sprich sie muss in allen Arbeitsbereichen stattfinden. Zudem sollte sich am diesem Problem-Lösungs-Kreis orientiert werden: Bedürfnisanalyse, Prioritäten im Setting, Planung, Durchführung, kontinuierliche Kontrolle und Bewertung (ENWHP 2007: 4).

Das ENWHP will den Austausch über gut laufende Praxisbeispiele bieten, sowie seine Tochterorganisationen, wie beispielsweise das Deutsche Netzwerk für betriebliche Gesundheitsförderung (DNBGF), ermutigen den Leitlinien zu folgen und betriebliche Gesundheitsförderung im jeweiligen Land zu kommunizieren. Die Zukunftsziele sind konkret, ein Bewusstsein für die betriebliche Gesundheitsförderung zu schaffen und Verantwortung zu fördern sowie Modelle der erfolgreichen Praxis zu verbreiten. Die Leitlinien des ENWHP sollen weiterentwickelt werden und in den Unternehmen müssen unterstützende Infrastrukturen geschaffen werden, sodass betriebliche Gesundheitsförderung einfacher etabliert werden kann (ENWHP 2007: 5).

Die Deklaration legt zusammenfassend dar, wie mit den Herausforderungen in der heutigen Arbeitswelt umzugehen ist und wie sich die Gesundheit der Beschäftigten durch gewisse Maßnahmen verbessern lässt. Aufgrund der Leitlinien wird schnell klar, was eine erfolgreiche Gesundheitsförderung bedingt. Der Ansatz der Kommunikation und Verbreitung von

Praxisbeispielen macht durchaus Sinn, denn übliche Fehler müssen schließlich nicht von jedem Unternehmen selbst gemacht werden, sondern können kundgetan werden.

4.3 WSI-Report: Arbeit und Gesundheit im betrieblichen Kontext

Der Report von Dr. Elke Ahlers dokumentiert die Wichtigkeit der betrieblichen Gesundheitsförderung, macht Aussagen über die vorhandene Kompetenz in den Betrieben und nimmt Bezug auf die Einbindung von Betriebs- und Personalräten. Dabei wird unterschieden zwischen dem gesetzlich ohnehin vorgeschriebenen Arbeits- und Gesundheitsschutz einerseits und den flankierenden, aber freiwilligen Angeboten der betrieblichen Gesundheitsförderung.

Der Bericht bringt deutlich zum Ausdruck, dass Gesundheit und Leistungsfähigkeit gleichermaßen in den Fokus rücken und sich gegenseitig bedingen. Trotz zunehmender Arbeitserleichterungen bilden neue Leistungsanforderungen mit hohen psychosozialen Belastungen und einer stetig wachsenden Arbeitsverdichtung neue Gefahrenquellen, um bis ins Rentenalter gesund und leistungsfähig bleiben zu können. Es existieren demnach einschlägige Gründe sich für die Gesundheit der Beschäftigten einzusetzen.

Dabei wird jedoch festgestellt, dass selbst die rechtlichen Möglichkeiten der Arbeitsschutzgesetze zu wenig genutzt werden, und es bei den Betrieben, als auch bei den Interessensvertretungen oft an Kompetenzen mangelt, um gesundheitsriskante Belastungen zu vermeiden und präventive Maßnahmen zielgerichtet zu ergreifen. Zudem setzen Betriebsräte ihre Mitbestimmungsrechte noch zu wenig ein und fokussieren sich eher auf den rechtlich klarer definierten Bereich des Gesundheitsschutzes. Daher ist es auch nachvollziehbar, dass beispielsweise im Baugewerbe das Thema Arbeits- und Gesundheitsschutz eine bedeutende Rolle spielt, während es in Unternehmen der Informations- und Kommunikationsbranche fast bedeutungslos ist.

Die betriebliche Gesundheitsförderung, die auf der sogenannten Ottawa-Charta von 1986 beruht, umfasst grundsätzlich alle Maßnahmen zur Verbesserung von Gesundheit und Wohlbefinden am Arbeitsplatz. Unterstützt wird dies durch die EG-Rahmenrichtlinie Arbeitsschutz (Richtlinie des Rates 89/391/EWG), damit als Nebenziele die steigenden Kosten für Krankenbehandlung, Krankengeld, Rehabilitationen und Erwerbsminderungsrenten möglichst geringgehalten werden sollen.

Folgende Kernaussagen werden festgehalten:

- Das Thema „Betriebliche Gesundheitsförderung" ist bei den Interessensvertretern angekommen, hängt aber von den (mit-)gestaltbaren Rahmenbedingungen ab.
- Kleinere Unternehmen haben noch viel Nachholbedarf.
- Zur Qualität der Maßnahmen der betrieblichen Gesundheitsförderung kann mit den erhobenen Daten keine Aussage getroffen werden.
- Vermutet werden eher Einzelmaßnahmen als ganzheitliche Angebote zur Verhaltens- und Verhältnisprävention.
- Die neuen Arbeitsbelastungen werden aktuell noch nicht adäquat aufgefangen und eher individualisiert als gemeinsam nach betrieblichen Lösungen zu suchen.
- Arbeits- und Gesundheitsschutz werden nach wie vor eher auf Grenzwerte oder Sicherheitsregeln bezogen und weniger auf Gesundheitsprävention.
- Gefährdungsbeurteilungen werden zum Teil nur folgenlos analysiert und es werden nur halbherzige Maßnahmen umgesetzt, deren Wirksamkeit im Nachgang nicht weiter geprüft werden.
- In den Betrieben und deren Interessensvertretungen mangelt es an der Kompetenz für systemisches Arbeitsschutzhandeln und ganzheitliche Prävention.

Der Report zeigt auf Basis der ausgewerteten Daten, die aktuelle Situation in deutschen Betrieben. Sobald die Interessensvertreter ihr Engagement über den Arbeits- und Gesundheitsschutz hinaus auf die freiwillige betriebliche Gesundheitsförderung richten, wird es mit der Durchsetzung schwierig, solange im Unternehmensmanagement noch kein Verständnis dafür entwickelt wurde. Könnten die Arbeitnehmervertreter jedoch Wirksamkeitsbelege von gesundheitsförderlichen Maßnahmen oder „Return on Investment"-Berechnungen vorlegen und zeigen, dass man mit Investitionen in Menschen womöglich noch Geld verdienen bzw. Kosten einsparen kann, wären im Sinne der Menschen und der Unternehmen zielgerichtete, nachhaltige Maßnahmen durchsetzbar und das Thema strategisch im Unternehmen positioniert.

Die eigentliche Herausforderung, insbesondere für die Interessensvertreter, besteht darin, den Nutzen der betrieblichen Gesundheitsförderung heraus zu arbeiten und dem Unternehmensmanagement als sinnvollen Beitrag zu Kostenreduzierung, Produktivitätssteigerungen, für mehr Wettbewerbsfähigkeit und als Employer Branding zu vermitteln.

4.4 Zusammenfassung

Alle drei Quellen zeigen deutlich, dass die betriebliche Gesundheitsförderung noch lange nicht in den Betrieben angekommen ist und wenige Menschen über zentrale Unternehmensangebote erreicht werden. Möglicherweise reichen die von den Sozialträgern geförderten Angebote nicht aus oder müssen durch eigenfinanzierte, auf das Unternehmen und die Mitarbeiter maßgeschneiderte Konzepte erweitert werden, um nachhaltig wirken zu können. Auch die klare und messbare Kosten-Nutzen-Berechnung fehlt insbesondere auch in der Argumentation von Interessensvertretern gegenüber der Geschäftsleitung, um diese freiwilligen Maßnahmen zu fördern oder gar zum einem strategischen Gesundheitsmanagement weiterzuentwickeln.

Es braucht aus meiner Sicht Konzepte, die grundsätzlich alle Mitarbeiter erreichen. Jeden Tag, einfach, niedrigschwellig und erinnerbar. Exzellente Rahmenbedingungen zu schaffen, ist die einzige Möglichkeit für Unternehmen, den Mitarbeitern ein Bewusstsein zu vermitteln und Eigenverantwortung zu übertragen. Dazu gehören beispielsweise eine gute Kommunikationsstrategie und die Frage, wie sich Gesundheit attraktiv machen lässt. Dabei sollten immer die Bedürfnisse der Mitarbeiter im Fokus stehen. Es muss genau beobachtet werden, was den Mitarbeiter möglicherweise daran hindert, gewisse Maßnahmen anzunehmen und welche Motive zu berücksichtigen sind, um gesundheitliche Werte über soziale Gruppen zu verankern.

Wichtig sind erprobte Praxisbeispiele und der Mut, neue Angebote mit Pilotprojekten auszuprobieren. Nichts zu tun stellt für die Unternehmen das deutlich größere finanzielle Risiko dar – heute und garantiert in der Zukunft. Da Unternehmen sehr gut in Investitionsrechnung denken können, ist eine Kosten-Nutzen-Betrachtung mit klarer Wirksamkeitsevidenz der einzelnen Maßnahmen die beste Möglichkeit, Einfluss auf die Etablierung betrieblicher Gesundheitsförderung zu nehmen.

Literaturverzeichnis

Ahlers, E. (2016): Arbeit und Gesundheit im betrieblichen Kontext. Befunde aus der Betriebsrätebefragung des WSI 2015. WSI-Report Nr. 33, 12/2016

Bundesministerium für Gesundheit (2016): Ratgeber zur Prävention und Gesundheitsförderung. 9. Auflage. Berlin

Destatis (2017): Erwerbstätigkeit, online verfügbar unter https://www.destatis.de/DE/ZahlenFakten/GesamtwirtschaftUmwelt/Arbeitsmarkt/Erwerbstaetigkeit/Erwerbstaetigkeit.html (abgerufen am 26.01.2017)

European Network for Workplace Health Promotion (2007): Luxembourg Declaration on Workplace Health Promotion in the European Union. 3. Auflage

Gottfried, M.; Pohl, M.A.; Oerder, S.; Niederbühl, K.; Hart, D.; Hupfeld, J. (2014): Fragen und Antworten zum Thema Primärprävention und Gesundheitsförderung gemäß § 20 SGB V. 2. Auflage. Berlin: Verband der Ersatzkassen e. V. (vdek)

Pieper, C.; Schröer, S.; Haupt, J.; Kramer, I. (2015): Wirksamkeit und Nutzen betrieblicher Prävention. IGA Report 28. 1.Auflage: 64-69

RKI (2012): Personalangelegenheiten, online verfügbar unter http://www.rki.de/DE/Content/Institut/OrgEinheiten/ZV/ZV1/zv1_node.html (abgerufen am 13.03.2017)

Saß, A.C.; Lampert, T.; Prütz, F.; Seeling, S.; Starker, A.; Kroll, L.E.; Rommel, A.; Ryl, L.; Ziese, T. (2015): Wie steht es um Prävention und Gesundheitsförderung? Betriebliche Gesundheitsförderung. Kapitel 4.6. Berlin: Robert Koch-Institut

WHO (1986): The Ottawa Charter for Health Promotion, online verfügbar unter http://www.who.int/healthpromotion/conferences/previous/ottawa/en/ (abgerufen am 17.01.2017)

BEI GRIN MACHT SICH IHR WISSEN BEZAHLT

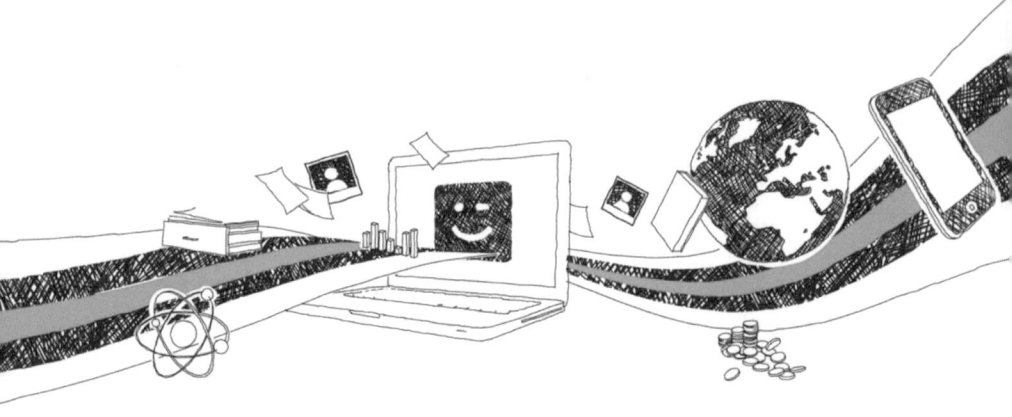

- Wir veröffentlichen Ihre Hausarbeit, Bachelor- und Masterarbeit

- Ihr eigenes eBook und Buch - weltweit in allen wichtigen Shops

- Verdienen Sie an jedem Verkauf

Jetzt bei www.GRIN.com hochladen und kostenlos publizieren

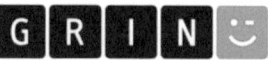